Namariq Loaie

O efeito da flor de camomila nas doenças do nervo trigémeo.

Namariq Loaie

O efeito da flor de camomila nas doenças do nervo trigémeo.

O livro contém alguns alfabetos para influenciar positivamente as doenças do 5º nervo através da flor de camomila da Babilónia

ScienciaScripts

Imprint

Cover image: www.ingimage.com

This book is a translation from the original published under ISBN 978-620-8-01222-9.

Publisher:
Sciencia Scripts
is a trademark of
Dodo Books Indian Ocean Ltd. and OmniScriptum S.R.L publishing group

120 High Road, East Finchley, London, N2 9ED, United Kingdom
Str. Armeneasca 28/1, office 1, Chisinau MD-2012, Republic of Moldova, Europe
Printed at: see last page
ISBN: 978-620-8-32741-5

Dedicação:

Dedico este livro ao meu pai, à minha mãe, à minha irmã e aos meus irmãos. Vocês são a luz que ilumina a minha vida e o pilar em que me apoio em todos os momentos. Sois a minha segurança e a minha felicidade, e convosco encontro tudo o que preciso para ser forte e feliz. Agradeço a Deus todos os dias a bênção da tua presença na minha vida. Recordo a todo o momento as tuas palavras de apoio e os teus sorrisos encorajadores. Sinto-me profundamente grato pela tua presença na minha vida. És a esperança pela qual vivo e a felicidade que enche o meu coração. Agradeço-te por cada momento que passaste por mim e por todo o apoio que me deste. Que Deus te proteja por mim.

Índice

Introdução :

O presente livro tem como objetivo o estudo do nervo trigémeo e do seu efeito em caso de lesão ou inflamação no rosto humano, bem como o estudo de uma das suas doenças, a nevralgia do trigémeo, e o estudo do efeito da flor de camomila sobre o mesmo.

O primeiro capítulo do livro inclui:

1- Book Problem: Muitas pessoas sofrem de dores faciais e de fortes dores de cabeça que as levam a cometer suicídio, sendo estes considerados os principais sintomas desta doença

2- Importância do livro: Estudar os nervos mais importantes e maiores do corpo humano e abordar uma doença com a qual é difícil viver.

3- Objetivo do livro: encontrar soluções e tratamentos naturais para tratar esta doença

4- Limites de reserva: a partir de 26/04/2023 até 29/09/2023 na Universidade da Babilónia / Faculdade de Medicina

5- Definir os termos do livro:A doença de Fothergill é uma doença neurológica que afecta o quinto nervo e provoca dores fortes na face.

O segundo capítulo do livro inclui:

Primeiro tema:

Definição de doença e os sete tipos de doença Segundo tema:
Discutir os sintomas da doença, o diagnóstico e as categorias mais comuns desta doença. É tratada de duas formas: intervenção cirúrgica ou através de ervas e materiais naturais.

O terceiro capítulo do livro inclui:

1- Os resultados alcançados no livro: A maioria dos medicamentos que foram descobertos até agora são analgésicos para esta doença e não uma cura

2- Conclusões do livro: Encontrar materiais naturais para tratar a doença e aliviar a sua dor

O quarto capítulo do livro inclui:

Aborda a flor de camomila, a sua história, os tipos, as áreas de propagação e as condições de cultivo, os seus componentes, o modo de preparação do chá de camomila, os momentos adequados para beber o chá e a interação da camomila com medicamentos.

Primeiro Capítulo:-

Nervo trigémeo:

O nervo trigémeo é o maior e mais complexo dos 12 nervos cranianos (NC). Transmite sensações à face, às mucosas e aos diferentes edifícios da cabeça. É o nervo motor dos tecidos musculares da mastigação

O nervo trigémeo tem três divisões: figura (1)

A divisão 1-oftálmica [V1] passa através da órbita da fissura orbital superior

2-divisão maxilar [V2] passa pelo forame redondo

A divisão 3-mandibular [V3] passa pelo forame oval (BORGES, Alexandra; CASSELMAN, Jan, 2010, 74.2: 323-340).

As áreas de distribuição cutânea (dermátomos) dos três ramos sensoriais do nervo trigémeo têm fronteiras nítidas com muito pouca sobreposição (ao contrário dos dermátomos no relaxamento do corpo, que têm uma boa sobreposição)

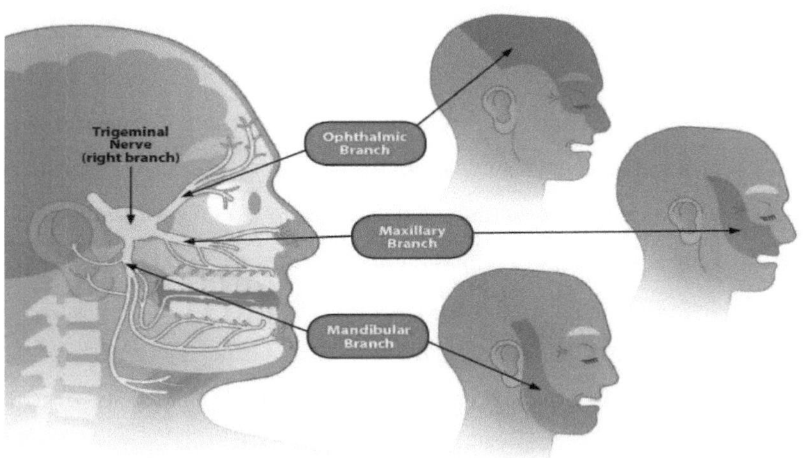

Figura (1): Nervo trigémeo e os seus três ramos

Segundo capítulo: -

Doença de Fothergill "Nevralgia do trigémeo" :

A nevralgia do trigémeo tem o nome do cientista que a descobriu, John Fothergill, em 1773. É considerada uma doença rara, afectando 12 pessoas em cada 100.000 pessoas no mundo, mas é considerada uma das doenças que causam suicídio nas pessoas que a sofrem devido aos seus sintomas. A nevralgia do trigémeo (NT), tique douloureux (também reconhecida como prosopalgia, doença do suicídio ou doença de Fothergill) é um problema de saúde neuropático caracterizado pelo uso de episódios de dor severa na face, com origem no nervo trigémeo. Além disso, podem ser afectados um, dois ou todos os três ramos do nervo. É "uma das condições mais dolorosas identificadas nos seres humanos, mas permanece um enigma para muitos profissionais de saúde". Além disso, esta dor pode ser sentida no ouvido, olhos, lábios, nariz, couro cabeludo, testa, bochechas, dentes e/ou maxilar e aspeto do rosto; algumas vítimas também sentem dor no dedo indicador esquerdo. A nevralgia do trigémeo (NT) é agora gerida sem problemas e não tem cura. Estima-se que 1 em cada 15.000 pessoas sofra de nevralgia do trigémeo, embora a mãe ou o pai reais possam, além disso, ser substancialmente maiores devido a um diagnóstico incorreto amplamente extenso. Na maioria dos casos, os sinais e sintomas da TN começam a atuar após os 50 anos de idade, embora tenha havido condições em que os doentes eram tão jovens quanto três anos de idade. É mais aceite em raparigas do que em homens. Figura (2)

A nevralgia do trigémeo, adicionalmente reconhecida como dor facial de tique, provoca o mau funcionamento do nervo trigémeo. O problema é geralmente um contacto entre um vaso sanguíneo normal, neste caso uma artéria ou veia, e o nervo trigémeo na base do cérebro. Este contacto coloca a tensão no nervo e provoca o seu mau funcionamento. Embora a compressão de um vaso sanguíneo seja uma das causas mais comuns da nevralgia do trigémeo, existem ainda muitas causas possíveis únicas. Algumas podem também estar relacionadas com mais do que uma esclerose ou uma doença comparável que danifica a bainha de mielina que protege alguns nervos. A nevralgia do trigémeo pode, além disso, ser precipitada com o recurso útil de um tumor que pressiona o nervo trigémeo. Alguns seres humanos podem também, adicionalmente, tropeçar na nevralgia do trigémeo como resultado final de uma lesão do génio ou de uma anomalia magnífica. Noutros casos, acidentes cirúrgicos, acidentes vasculares cerebrais ou lesões na face podem também ser a causa da nevralgia do trigémeo. Figura (2) (ZAKRZEWSKA, Joanna M , 2002, 18.1: 14-21.)

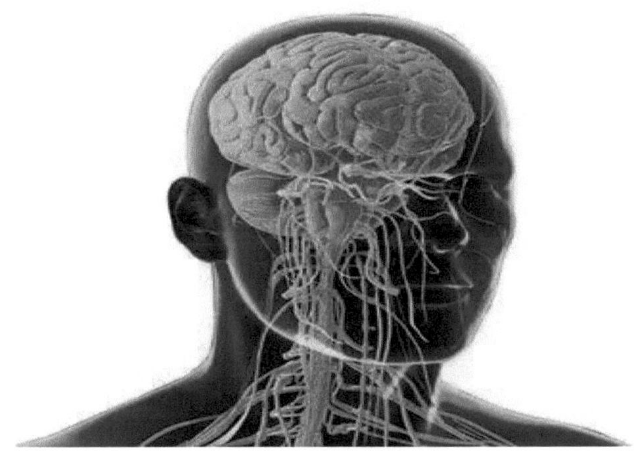

Figura (2) : Doença de Fothergill "Nevralgia do trigémeo"

Quais são as causas da doença de Fothergill "Nevralgia do trigémeo"?

A nevralgia do trigémeo pode ser desencadeada por um vaso sanguíneo urgente contra o nervo, ou por desmielinização em doentes com esclerose múltipla. Raramente, pode também ser precipitada com a ajuda de um aumento do retorno do crânio. Nalguns doentes, não é possível encontrar qualquer causa. (LOVE, Seth; COAKHAM, Hugh B. , 2001, 124.12: 2347-2360.)

Tipos de Nevralgia do Trigémeo:

1- Nevralgia do trigémeo típica

2- Nevralgia do trigémeo atípica

3- Neuralgia pré-trigeminal

4- Esclerose múltipla relacionada com o trigémeo

5- Nevralgia do trigémeo secundária ou relacionada com um tumor

6- Neuropatia do trigémeo ou nevralgia do trigémeo pós-traumática 7- Nevralgia do trigémeo "falhada

(ELLER, Jorge L.; RASLAN, Ahmed M.; BURCHIEL, Kim J , 2005, 18.5: 1-3.)

Os sintomas da nevralgia do trigémeo "doença de Fothergill" podem incluir um ou mais dos seguintes sintomas

Episódios de dor súbita, forte e lancinante que se assemelha a um choque elétrico. Crises espontâneas de agonia ou crises desencadeadas por meio de certas acções, como tocar no rosto, mastigar, falar ou escovar os dentes Crises dolorosas que duram alguns segundos ou minutos Dor com espasmos no rosto Crises múltiplas de dor que duram dias, semanas, meses ou mais, embora alguns seres humanos tenham períodos sem sentir qualquer sofrimento Dor em áreas onde o nervo trigémeo está presente, que consiste na bochecha, maxilar, dentes, gengivas, lábios ou, de vez em quando, nos olhos e na sobrancelha Dor numa face do rosto em determinadas situações Dor que se concentra num fator ou que se espalha mais amplamente Dor que agora não costuma ter lugar durante a noite, enquanto dorme Episódios frequentes que se tornam mais graves com o tempo (ANDRÉ, N , , 1756, 323-343.)

Uma série de factores desencadeantes podem também causar a dor da nevralgia do trigémeo, incluindo: barbear-se, tocar na cara, comer, beber, lavar os dentes, falar, usar cosméticos, expor a cara à luz do ar, sorrir, lavar a cara. A figura (3) e a figura (4) mostram os sintomas e as áreas da cara que a doença afecta (ZAKRZEWSKA, Joanna M , 2002, 18.1: 14-21.)

Diagnóstico:

A quinta nevralgia é identificada depois de se ter excluído todos os motivos distintos que provocam dores semelhantes (herpes zoster, tumores cancerosos, dores dentárias e infecções vasculares). Na maioria dos casos, é efectuada uma ressonância magnética (RMN). No caso da nevralgia trigeminal fundamental, não haverá achados patológicos brilhantes na imagem, e os resultados do exame neurológico que essas vítimas apresentam estão livres de quaisquer problemas. Nos casos em que a agonia é secundária a qualquer outro fenómeno patológico (como tumores cancerígenos), pode haver achados adicionais evidentes ao longo do exame neurológico. (CRUCCU, Giorgio , , 2017, 23)

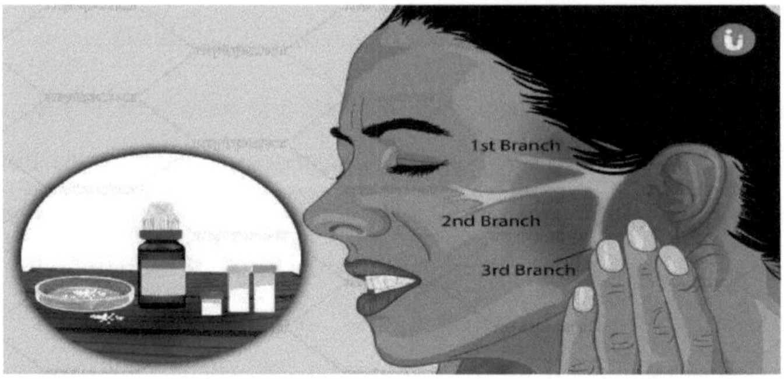

Figura (3): Sintomas da nevralgia do trigémeo "doença de Fothergill".

<u>A nevralgia do trigémeo é mais comum nas seguintes categorias:</u>

Em geral, as mulheres são mais susceptíveis de serem contaminadas do que os homens. Pessoas com mais de cinquenta anos. Pessoas com tensão arterial excessiva. Pessoas que provêm de um agregado familiar cujo historial científico inclui infecções anteriores. Embora o sofrimento também possa ser grave, a nevralgia do trigémeo já não é considerada uma doença científica grave, mas sim uma doença que também pode piorar com o tempo. (DE TOLEDO, Isabela Porto, et al, 2016, 147.7: 570-576. e2.)

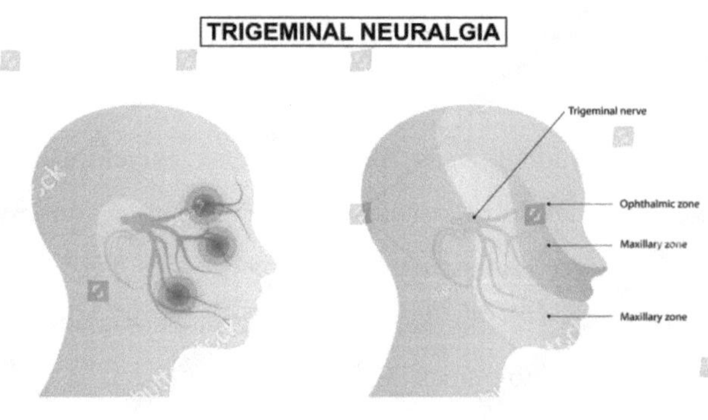

Figura (4): Nevralgia do trigémeo e as zonas do rosto que afecta

Terceiro capítulo:
"tratamento":

Para tratar a nevralgia do trigémeo, um profissional de saúde prescreve regularmente medicamentos para limitar ou bloquear os sinais de alerta enviados para o cérebro. antiespasmódicos; Em muitas situações, os médicos prescrevem carbamazepina (Tegretol, Carbatrol, outros) para a nevralgia do trigémeo, e esta tem-se revelado extraordinária no tratamento desta doença.

(OBERMANN, Mark , , 2010, 3.2: 107-115)

1- "Cirúrgico":

Os métodos invasivos incluem uma injeção próxima da saída do nervo craniano do quinto nervo craniano ou uma terapia cirúrgica na saída do nervo do tronco cerebral. A abordagem por injeção consiste na insuflação de um balão, na injeção de glicerol e no tratamento por ondas de rádio no gânglio nervoso. A eficácia dos remédios de injeção específicos é semelhante, assim como as suas complicações. É habitual administrar estas injecções às vítimas que não podem ser operadas. A operação cirúrgica efectuada para tratar a dor no quinto nervo cerebral é designada por descompressão microvascular (DMV). Durante esta operação, o crânio é aberto, revelando a saída do nervo do tronco cerebral e a artéria que urge sobre ele, sendo depois inserido um tecido semelhante a algodão para os separar. Na grande maioria dos casos, as vítimas não sentem qualquer aflição após esta operação. Os doentes que se desviam desta regra são os que têm mais do que uma esclerose, uma vez que a sua taxa de sucesso de reparação única diminui em relação aos restantes doentes. Figura (5) (OBERMANN, Mark , , 2010, 3.2: 107-115)

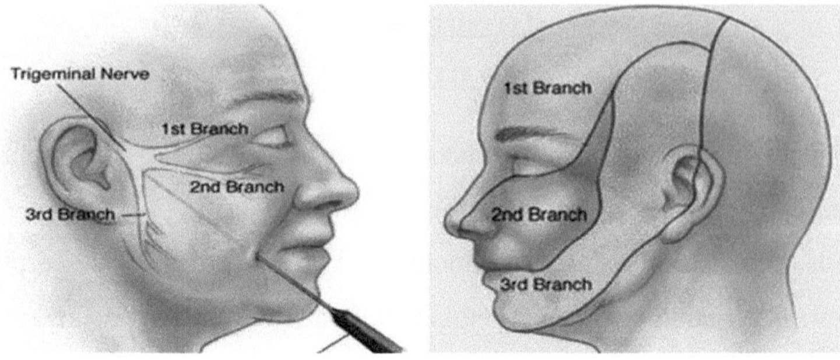

Figura (5): Cirurgia do nervo trigémeo

2- "Tratamento à base de plantas":

Camomila:

A camomila, e é vista como uma das ervas que provêm de flores semelhantes à família da planta Asteraceae, e é nativa da Ásia Ocidental e de numerosas áreas da Europa, e as suas flores são normalmente secas e utilizadas em tratamentos medicinais, e os estilos de vida das plantas de camomila compreendem mais de cento e vinte compostos químicos que contribuem para as suas casas Medicinal anti-inflamatório As referências históricas indicam que a flor de camomila, que foi uma vez utilizada com a ajuda dos babilónios históricos em muitos tratamentos científicos, pode ser utilizada como um remédio de eleição no tratamento desta doença. Estudos recentes, após numerosas aplicações, demonstraram que a flor de camomila possui numerosas propriedades terapêuticas preconizadas, entre as quais as seguintes Propriedades antioxidantes. Propriedades anti-inflamatórias. A descoberta concluiu que "a camomila é constituída por muitos compostos que lhe conferem vantagens terapêuticas".

propriedades inflamatórias, que podem também contribuir para o alívio da nevralgia do trigémeo, mas há muitas investigações a realizar para o demonstrar.

A figura (6) e a figura (7) mostram a flor de camomila e o chá de camomila.

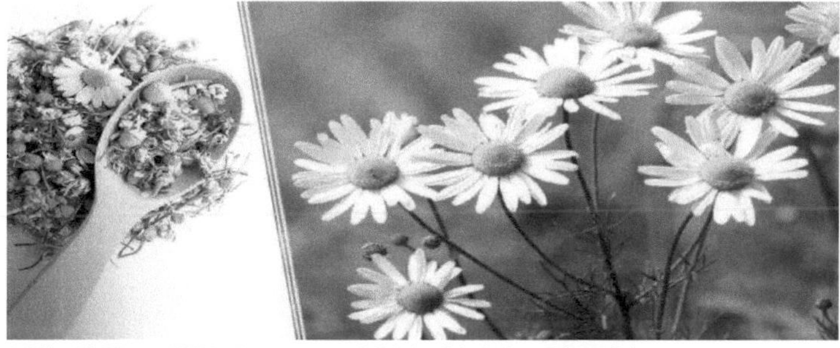

(HWANG, Ji Hye; KU, Jaseung , 2020, 99.25: e20779)

Figura (6): Flor de camomila

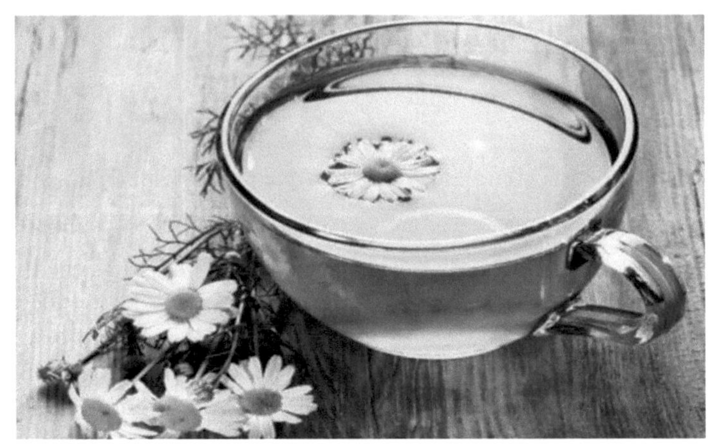

Figura (7): Chá de camomila

Quarto capítulo:

Introdução à flor de camomila :

Esta planta é uma das plantas famosas ao longo dos tempos, utilizada como tratamento na medicina para tratar muitas doenças e tem um cheiro perfumado caraterístico e um sabor agradável. A planta é constituída por várias flores brancas e no meio é amarela. Encontra-se disponível em dois tipos, a alemã e a romana. É chamada de farmácia devido às suas muitas utilizações na saúde para tratar insónias, dores de cabeça, infecções do sistema digestivo e muitas outras. Por isso, alguns consideram-na como uma farmácia natural.

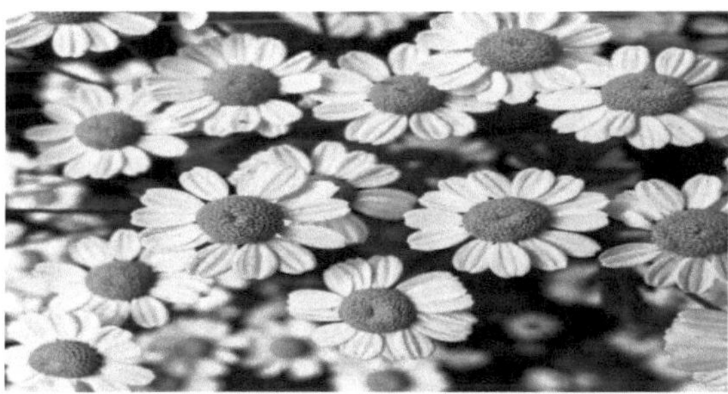

Figura (8): flores de camomila História da flor de camomila:

Esta flor é conhecida desde a antiguidade. Foi descoberta pelos povos da Mesopotâmia e colocada em placas de argila. Ao longo das civilizações, teve conotações e símbolos. Na civilização suméria, decorava a capa da rainha Shubad. Na civilização babilónica, era considerada um símbolo da primavera, um sinal de vitória, de felicidade e de proteção da deusa Ishtar. Esta flor foi desenhada na Porta de Ishtar da Babilónia. Para a civilização assíria, era considerada uma dádiva da terra. Na civilização egípcia, era utilizada para mumificar os mortos e honrar os deuses. Para as civilizações grega e romana, simbolizava a pureza e a tranquilidade.

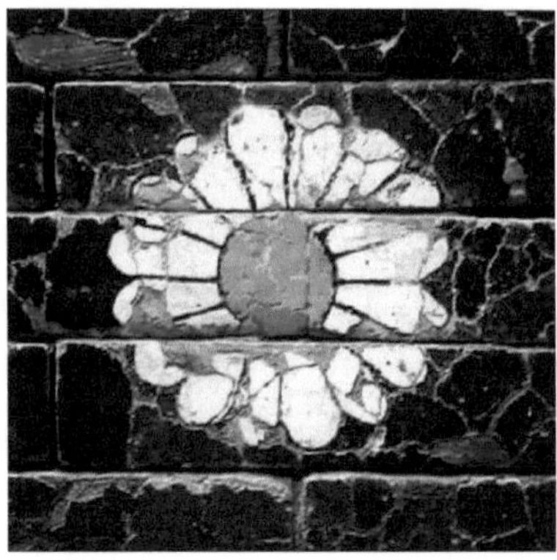

Figura (9): Flor de camomila no portão da Babilónia

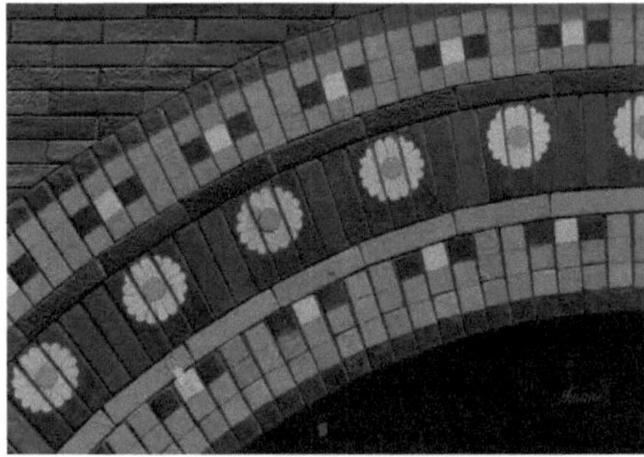

Figura (10): Flor de camomila no portão da Babilónia

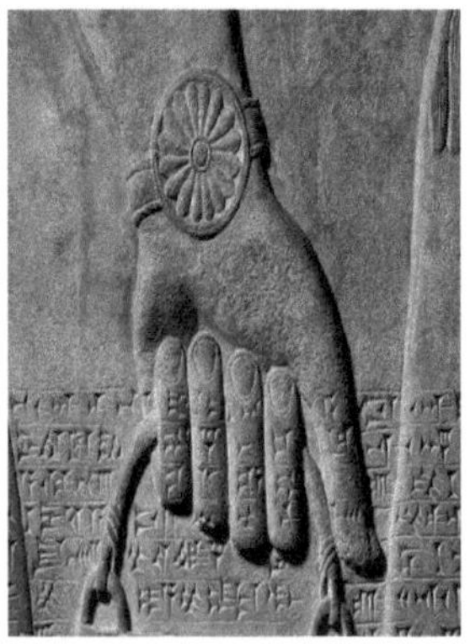

Figura (11): Imagem que mostra a flor de camomila como acessório

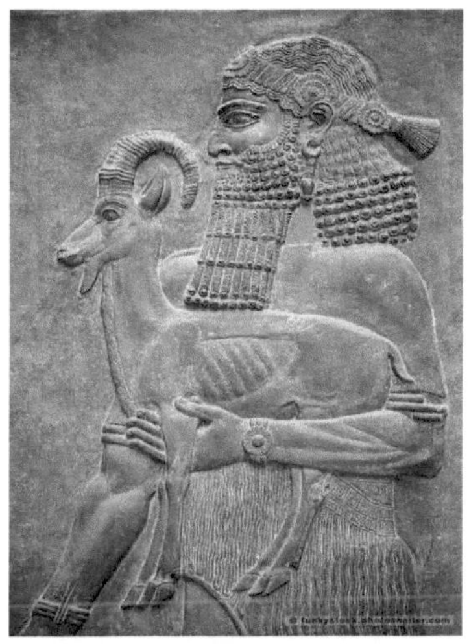

Figura (12): Um dos reis assírios com uma pulseira de camomila

Tipos de flores de camomila:

1 - Flores de camomila alemã: As suas folhas assemelham-se a folhas de feto e têm um aroma caraterístico dominado pelo cheiro a palha, para além do cheiro a maçãs. Os primeiros a plantá-la foram os alemães nos Estados Unidos da América, razão pela qual foi chamada de alemã. Cresce na Europa e em partes da Ásia, e esta flor é considerada uma planta anual utilizada para tratar constipações e irritações da pele. Também é chamada de camomila selvagem, porque cresce naturalmente na Alemanha, onde cresce em prados e áreas gramadas, ou camomila húngara, porque é amplamente difundida na Hungria.

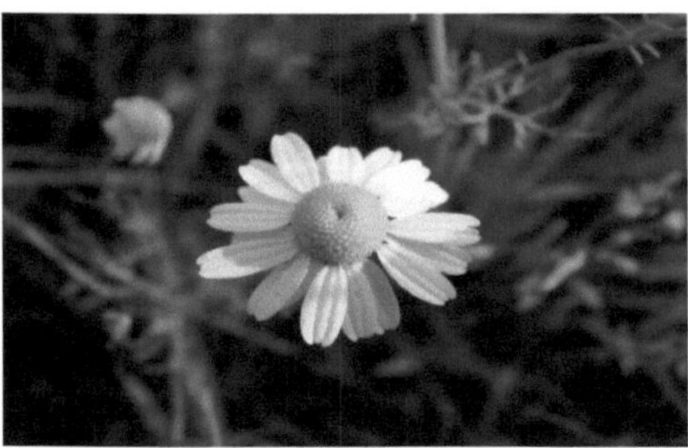

Figura (13): Flor de camomila alemã

2 - Flores de camomila romana: As suas folhas assemelham-se à salsa e o seu aroma é dominado pelo cheiro das maçãs. Está intimamente ligada à cultura romana, razão pela qual é conhecida como romana. Esta flor cresce na Europa e em África e é considerada uma planta perene utilizada para tratar a indigestão, a azia, a diarreia, etc.

Quando comparada em tamanho com a camomila alemã, a romana é a maior. É uma das ervas mais antigas da Rússia, razão pela qual também é chamada camomila russa e camomila inglesa, devido à sua difusão e utilização médica em Inglaterra.

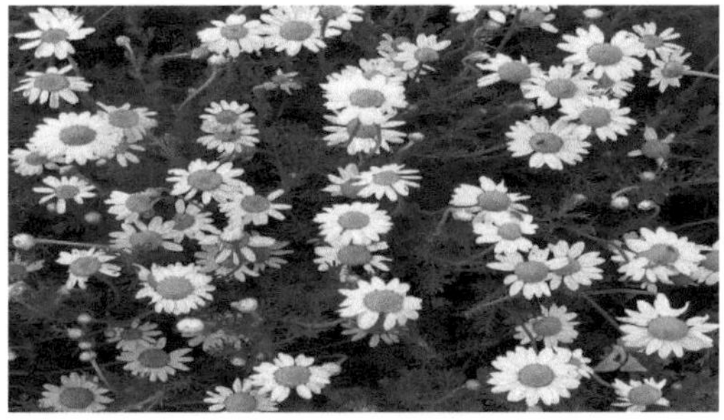

Figura (14): Flores de camomila romana

Condições de crescimento e áreas de propagação:

Cresce em zonas de clima moderado, em solo bem drenado (argila ou areia misturada com fertilizante) e necessita de 4-6 horas de luz solar por dia. Está espalhada por muitas áreas em todo o mundo, especialmente na Europa (incluindo Alemanha, França e Reino Unido), Ásia (na Turquia e nos países do Médio Oriente), América do Norte (nos Estados Unidos e Canadá) e Austrália.

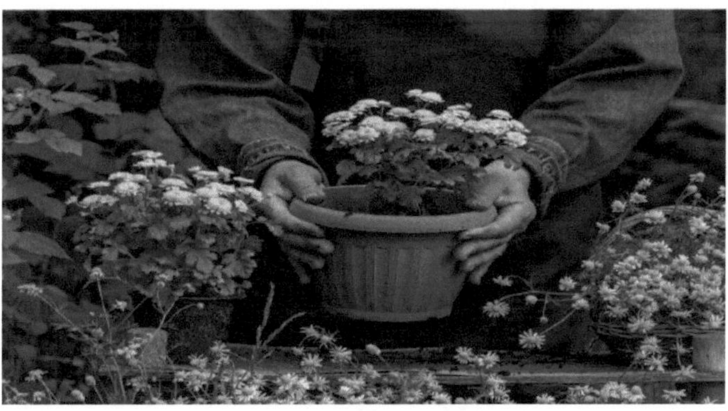

Figura (15): Propagação de flores de camomila em vasos

Componentes da flor de camomila:

1- Flavonóides: Compostos químicos orgânicos constituídos por três anéis, dois dos quais são anéis benzénicos (A & B), cada anel é constituído por 6 átomos de carbono, enquanto o terceiro anel (C) é designado por anel heterogéneo, contendo um anel benzénico e contendo um átomo de oxigénio que liga os dois anéis benzénicos A & B). A sua fórmula geral é C H O_{15105} .

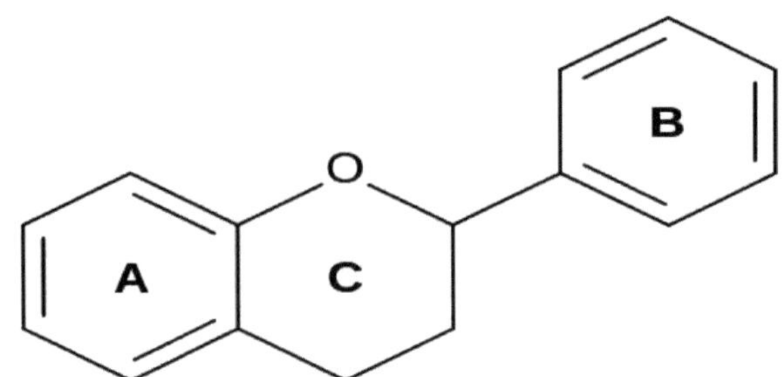

Figura (16): Estrutura básica dos flavonóides.

Estes compostos, incluindo :

1- Apigenina: Um composto flavonoide natural encontrado em muitas plantas, incluindo o chá de camomila. É um sólido cristalino amarelo com uma fórmula geral de C H O_{15105} . Constitui cerca de 68% dos flavonóides da camomila e, nas flores de camomila secas, é de cerca de 3-5 mg / grama.

OH

HO O

OH O

Figura (17): Estrutura básica da apigenina

Benefícios da apigenina :

1- Sedativo: A apigenina interage com os receptores GABA-A no cérebro, o que a torna útil no tratamento natural de distúrbios psicológicos. Estes receptores actuam para inibir a atividade eléctrica nas células nervosas, permitindo o fluxo de iões de cloreto negativos para a célula nervosa, tornando-a mais negativa, o que reduz a possibilidade de gerar impulsos eléctricos e, assim, inibir a célula nervosa, ajudando a aliviar o stress e a ansiedade e a melhorar o sono. O seu efeito calmante pode variar consoante os indivíduos.

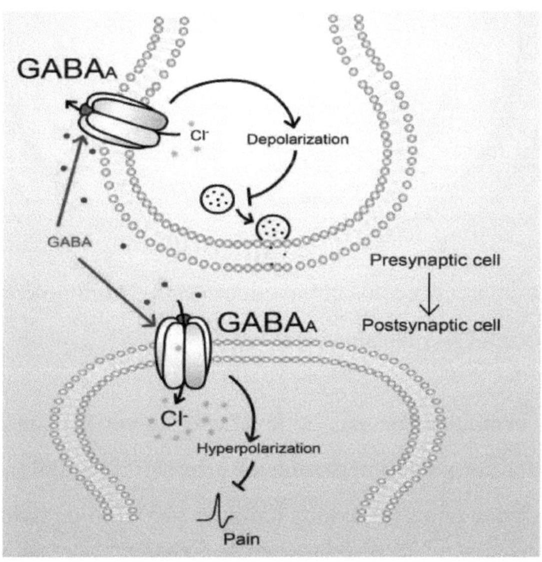

Figura (18): Mecanismo de interação da apigenina com o GABA-A

2- Anti-inflamatório: A apigenina actua na inibição da produção de citocinas inflamatórias como (IL-1, IL-6) e o fator de necrose tumoral alfa (TNF). Estas citocinas desempenham um papel importante na resposta inflamatória e, uma vez que a apigenina reduz os seus níveis, contribui assim para reduzir a inflamação. O seu efeito pode não ser igualmente forte em todas as inflamações.

3- Antioxidante: A apigenina interage com os radicais livres (moléculas quimicamente instáveis que contêm um eletrão na sua órbita exterior, o que as torna altamente reactivas, uma vez que procuram obter electrões para se tornarem estáveis e, assim, causam danos oxidativos às células, incluindo os radicais livres de oxigénio (ROS)) diretamente, uma vez que pode doar electrões aos radicais livres e, assim, convertê-los em moléculas inofensivas.

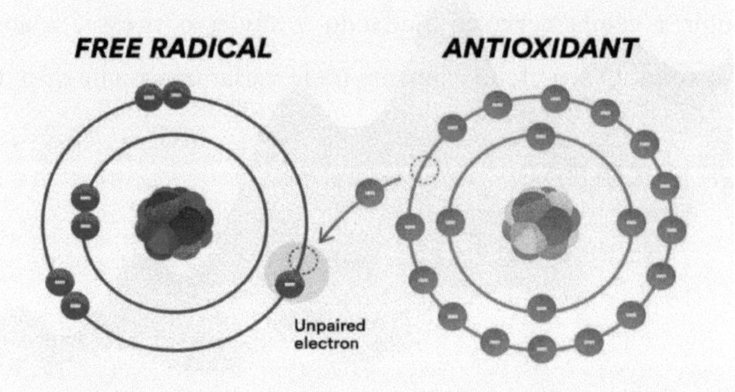

Figura (19): A apigenina actua como antioxidante reagindo com os radicais livres. reagindo com os radicais livres.

Pode também estimular enzimas antioxidantes como a glutationa peroxidase, que desempenha um papel importante na proteção das células contra os danos oxidativos causados pelos peróxidos (como o peróxido de hidrogénio, que são compostos instáveis mas menos reactivos do que os radicais livres e que podem decompor-se para formar radicais livres em determinadas condições, sendo estes radicais livres resultantes mais reactivos). A sua ação consiste essencialmente em neutralizar os radicais livres. O seu efeito pode variar consoante o ambiente biológico.

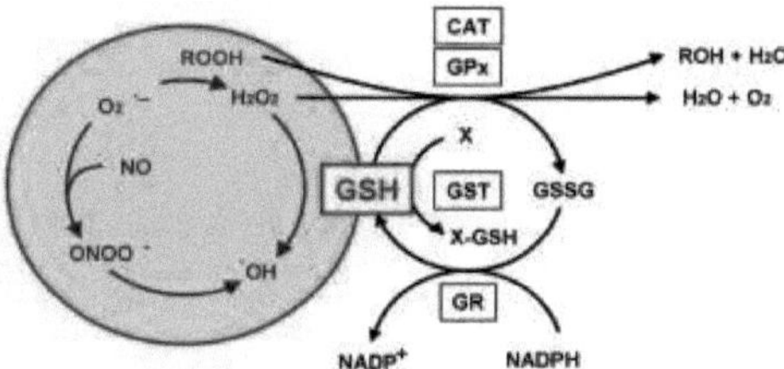

Figura (20): A apigenina actua como um antioxidante ao estimular as enzimas antioxidantes

4- Anti-cancerígeno: através de vários mecanismos:

a. Inibição do crescimento de células cancerígenas: A apigenina pode perturbar o ciclo celular em diferentes fases, como G1/S e G2/M, o que impede a divisão e a proliferação das células cancerígenas, uma vez que G1 (Gap 1) é a fase em que a célula cresce e o seu conteúdo se multiplica e começa a preparar-se para a divisão celular e precede a fase S (Síntese), a fase em que se inicia a duplicação do ADN. Quanto ao G1/S, o ponto de controlo ocorre entre as fases S e G1 (onde decide se a célula cresceu o suficiente e se o ADN está livre de qualquer dano), o G2 (intervalo 2) é caracterizado pelo facto de a célula completar o seu crescimento e aumentar o seu tamanho e construir as enzimas necessárias para a divisão, o M (mitose) é a fase de divisão da célula-mãe em duas novas células. Quanto ao G2/M, é o segundo ponto de controlo no ciclo celular, localizado entre as fases M e G2, garantindo que o ADN foi totalmente duplicado e que a célula está pronta para a divisão. A apigenina afecta igualmente a expressão genética das proteínas que controlam o ciclo celular, como a p53 e a p21, o que contribui para travar o crescimento das células cancerosas.

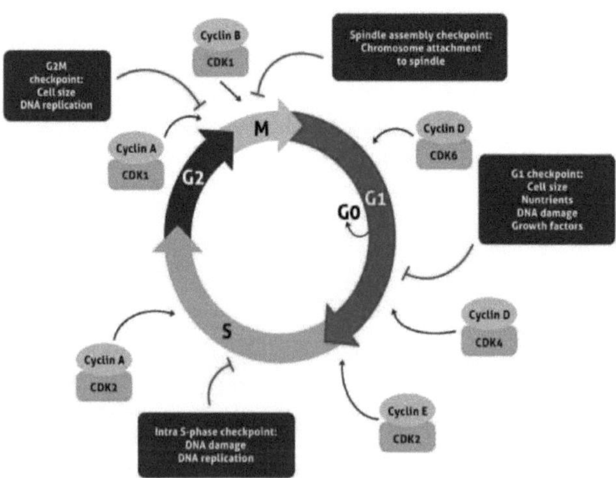

Figura (21): Ciclo celular

b. Estimular a morte celular programada: A apigenina ativa as vias internas da morte celular programada, afectando a regulação das proteínas estimulantes e libertando o citocromo c das mitocôndrias e activando uma série de caspases que levam à destruição da célula de forma organizada. Este efeito torna a apigenina eficaz no combate às células cancerígenas, aumentando a sua morte programada.

1- Quercetina: Um composto flavonoide que se encontra naturalmente em muitas plantas, incluindo a camomila. É um pó cristalino amarelo constituído por três anéis de benzeno fundidos. A sua fórmula molecular é $C\ H\ O_{15107}$. A sua percentagem na camomila é de 0,1%-0,8% do peso seco da planta. A sua quantidade varia consoante os diferentes tipos de camomila e as condições de cultivo. Os seus benefícios incluem a redução da inflamação, a prevenção de doenças cardíacas, o controlo dos níveis de açúcar no sangue e a ação antioxidante.

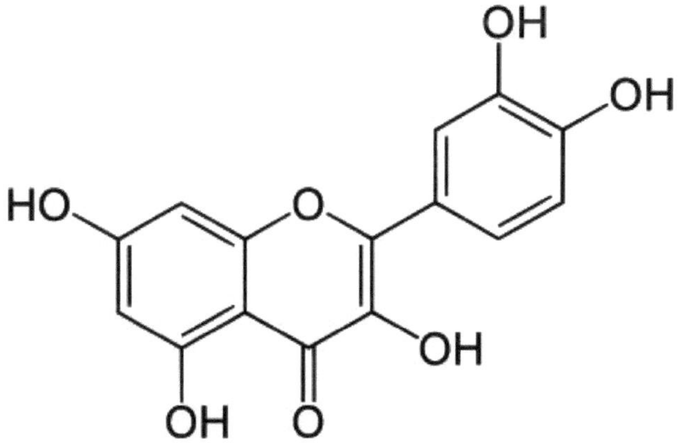

Figura (22): Estrutura básica da quercetina

2- Luteolina: Um composto flavonoide natural que se encontra em muitas plantas, incluindo especiarias como o tomilho e a camomila. Apresenta-se sob a forma de cristais ou de um pó cristalino amarelo constituído por dois anéis de benzeno ligados através de um anel de pirona central e contém quatro grupos hidroxilo. A sua fórmula molecular é C H O_{15106} . A sua percentagem varia normalmente entre 0,1% e 0,5% do peso seco da planta, podendo variar consoante o tipo de camomila e as condições de cultivo. Os seus benefícios incluem atuar como antioxidante, ajudar a fortalecer o sistema imunitário e melhorar os níveis de açúcar no sangue. Além disso, é considerada um anti-cancerígeno.

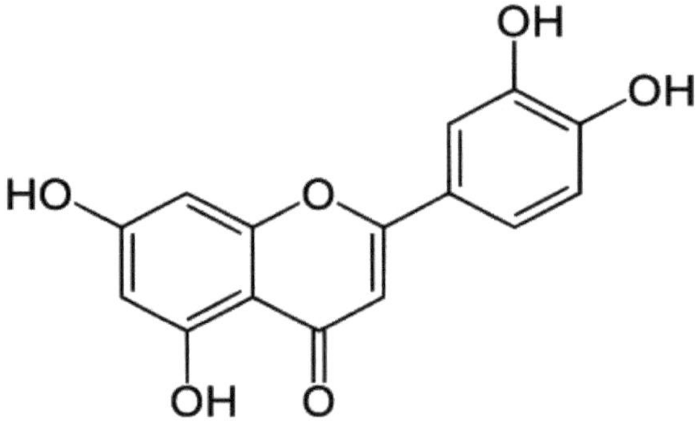

Figura (23): Estrutura básica da luteolina

2- Cumarina: Composto orgânico aromático natural conhecido pelo seu aroma caraterístico que lembra a baunilha ou as amêndoas. É constituído por um anel fundido de um anel de benzeno (um anel hexagonal constituído por 6 átomos de carbono) e um anel de lactona (constituído por átomos de carbono e oxigénio). A sua fórmula química é C H O_{962} . A sua percentagem na camomila é de 0,1%-0,5% e varia consoante o tipo de camomila e as condições de crescimento. Os seus benefícios incluem o facto de ser um sedativo e de ajudar a melhorar a circulação sanguínea. É também um antioxidante e ajuda a aliviar a dor.

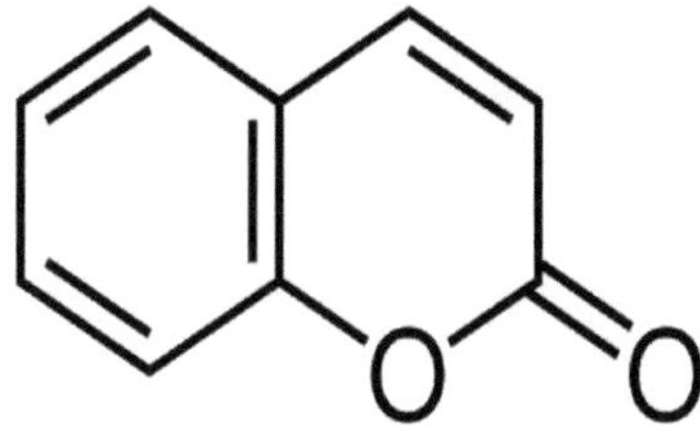

Figura (24): Estrutura básica da cumarina.

3- Ácidos vegetais: Compostos químicos que se encontram naturalmente nas plantas, desempenham um papel importante nos processos vitais da planta e são considerados benéficos para a saúde humana. Os ácidos vegetais constituem uma pequena percentagem da composição total da planta, aproximadamente 1%-5%, e são:

a. Ácido ferúlico: Um composto fenólico orgânico, um pó cristalino amarelo, que se encontra naturalmente em muitas plantas (em cereais integrais como a aveia e o arroz, em frutas e legumes e em ervas medicinais como a camomila). A sua fórmula molecular é C H O_{10104} . A sua percentagem varia entre 0,5% e 2% do peso seco da camomila. Esta percentagem pode variar consoante as condições de crescimento e o ambiente em que a planta vive. Contribui para a proteção da pele, pois reforça a eficácia das vitaminas (C e E). O ácido ferúlico protege a pele dos danos causados pelos raios ultravioleta do sol, pois é considerado um antioxidante, ou seja, combate os radicais livres (que podem causar danos às células da pele, o que leva ao aparecimento de sinais de envelhecimento precoce, como as rugas). Ajuda a estimular a produção de colagénio e elastina, reduzindo assim estes sinais. O ácido ferúlico é também considerado um anti-inflamatório.

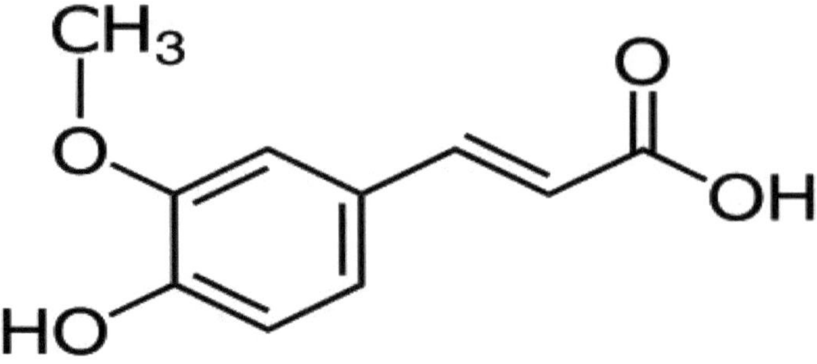

Figura (25): Estrutura básica do ácido ferúlico

b. Ácido cafeico: Um composto fenólico orgânico presente em muitas plantas, como o café e a camomila. Trata-se de um pó cristalino castanho-claro a amarelo, cuja fórmula molecular é $C\ H\ O_{984}$. A sua percentagem varia entre 0,1% e 0,5% do peso seco da planta e varia consoante as condições de crescimento. É considerado um anti-cancro.

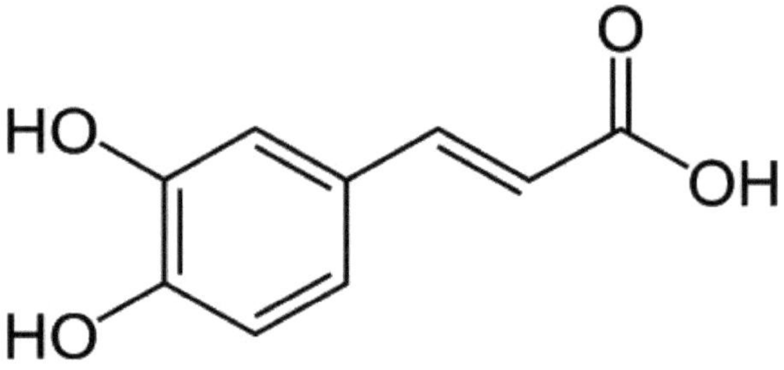

Figura (26): Estrutura básica do ácido cafeico.

c. Ácido clorogénico: Um composto fenólico orgânico encontrado no café, camomila, beringela e muitas outras plantas. É um pó cristalino fino, cuja cor varia do branco ao amarelo claro. Quimicamente, consiste na esterificação do ácido cafeico e do ácido químico. A sua fórmula molecular é $C\ H\ O_{16189}$. A sua percentagem vai de 0,1% a 1% do peso seco da planta e varia consoante as condições de crescimento. Os seus benefícios incluem uma proteção eficaz contra as doenças cardíacas (DCV). Também regula os níveis de açúcar no sangue e é considerado um anti-inflamatório e antioxidante.

Figura (27): Estrutura básica do ácido clorogénico

4- Ácidos gordos: Compostos gordos essenciais com uma pequena percentagem na camomila, que são:

a. Ácido linoleico (Omega-6): Um dos ácidos gordos polinsaturados essenciais. Quimicamente, contém ligações duplas na sua cadeia de carbono e ligações duplas nas posições 9 e 12 da cadeia de carbono. A sua fórmula química é C H O_{18322} . É uma substância química líquida incolor à temperatura ambiente. Encontra-se em muitos óleos. É considerado essencial para a saúde humana, não pode ser produzido dentro do corpo e deve ser obtido a partir de alimentos. Desempenha um papel importante na manutenção de uma pele saudável, melhora a saúde do coração e melhora os níveis de colesterol.

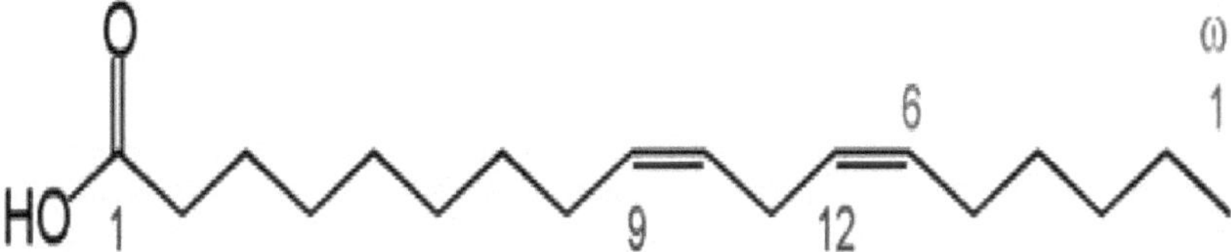

Figura (28): Estrutura básica do ácido linoleico (Omega-6)

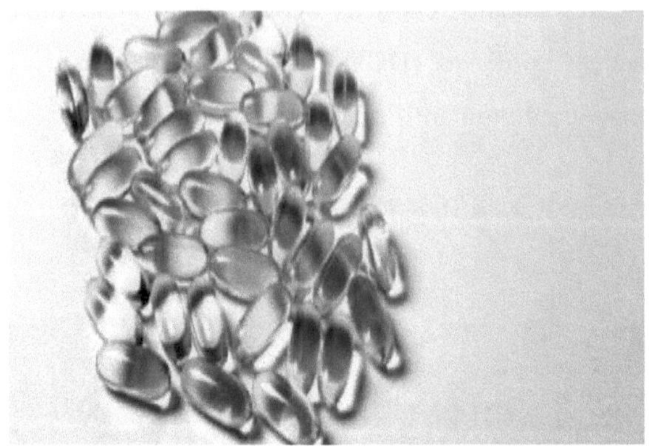

Figura (29): Ácido linoleico (Omega-6)

b. Ácido oleico (Omega-9): Um dos ácidos gordos monoinsaturados essenciais. Quimicamente, contém uma ligação dupla na posição 9 da cadeia de carbono a partir da extremidade que contém metilo. A sua fórmula química é C H O_{18342} . É uma substância incolor, mas os óleos que a contêm podem ser de cor dourada ou clara. À temperatura ambiente é líquido, mas congela a temperaturas inferiores a 13 graus Celsius. Encontra-se em muitos óleos. Em termos de benefícios para a saúde, é semelhante ao ácido linoleico (ómega 6).

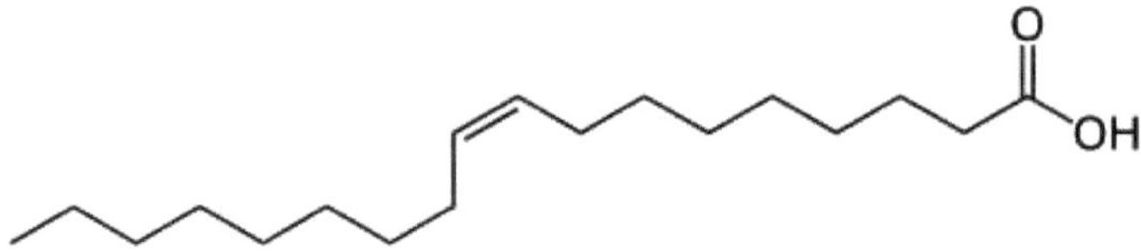

Figura (30): Estrutura básica do ácido oleico (Omega-9)

5- Tanino: Compostos químicos com propriedades antibacterianas que se encontram naturalmente em muitas plantas. Caracteriza-se pela sua capacidade de formar complexos com proteínas e outros polímeros. Não é um composto único, mas um grupo de compostos, nomeadamente o ácido tânico (C H O_{765246}) e os taninos hidrolisáveis (compostos que incluem o ácido galotânico e o sal galotânico). É geralmente de cor castanha ou castanha clara e tem um sabor amargo quando consumido em grandes quantidades. A sua percentagem na camomila não é elevada em comparação com outras plantas, como o chá preto. No entanto, está presente em pequenas quantidades que contribuem para as suas propriedades terapêuticas. É considerado um adstringente porque ajuda a reduzir as hemorragias e as secreções, diminuindo o tamanho dos vasos sanguíneos. Graças às suas propriedades adstringentes, alivia os problemas digestivos. É também antibacteriana e antifúngica, o que contribui para o tratamento de algumas infecções cutâneas. Funciona também como antioxidante e anticancerígeno.

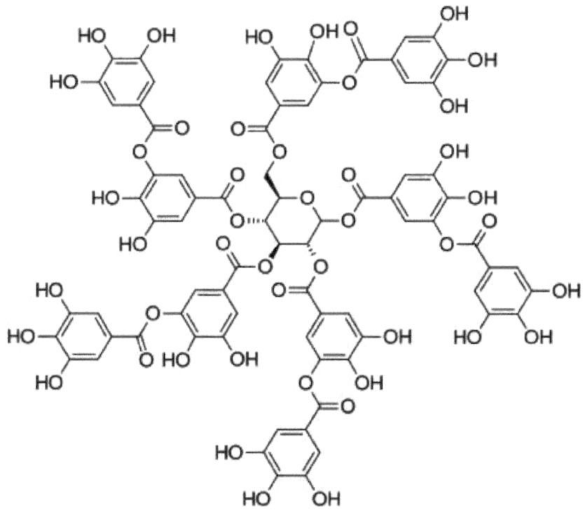

Figura (31): Estrutura química representativa do ácido tânico, um tipo de tanino.

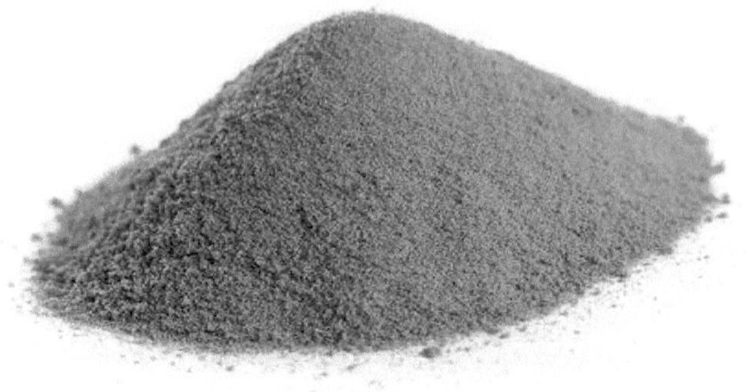

Figura (32): Tanino em pó

6- Derivados do salicilato: como o ácido salicílico, que é um composto orgânico natural encontrado na camomila, mas em baixas concentrações. Quimicamente, é constituído por um anel de benzeno com um grupo carboxilo (COOH-) e um grupo hidroxilo (OH-) ligados a ele. A sua fórmula química é C H O_{763} . É geralmente incolor. Os seus benefícios incluem ser anti-inflamatório e antibacteriano, e funciona para remover as células mortas da pele e renovar a pele. É útil no tratamento do acne.

Figura (33): Estrutura básica do ácido salicílico

7- Azuleno: Um composto orgânico cíclico aromático que pertence ao grupo dos óleos voláteis. A sua fórmula química é C H_{108} . Apresenta-se normalmente como um sólido azul. Encontra-se em concentrações relativamente baixas, entre 0,1% e 0,5% do peso seco da planta, e esta percentagem varia consoante o tipo de camomila e as condições de cultivo. O azuleno tem efeitos anti-inflamatórios e actua como sedativo e antibacteriano e é utilizado para acalmar a pele irritada e ulcerada.

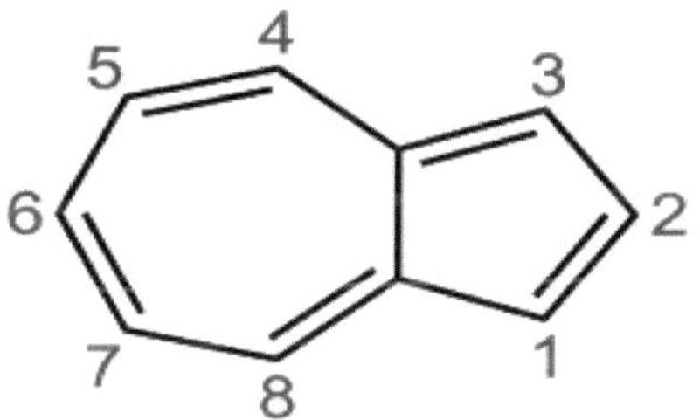

Figura (34): Estrutura básica do Azuleno

Preparação de chá de camomila:

Ferva uma chávena de água, depois adicione as flores de camomila secas e deixe-as repousar durante 5 minutos. Em seguida, coloque uma chávena, adicione uma colher de mel e verta o chá.

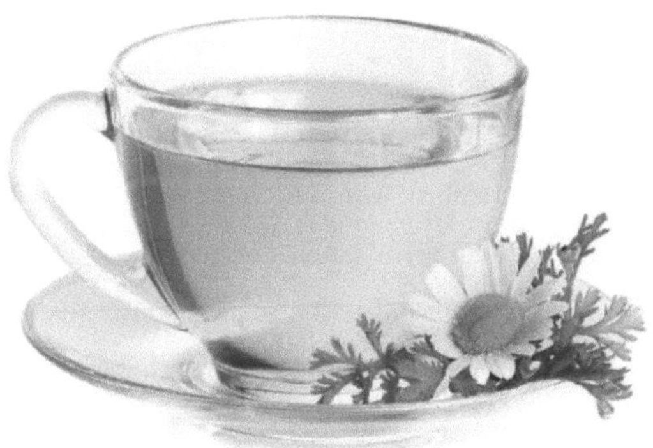

Figura (35): chá de camomila

Momentos apropriados para beber chá de camomila:

Antes de dormir, pois ajuda a relaxar e a melhorar a qualidade do sono, depois das refeições pode ajudar a acalmar o sistema digestivo e a reduzir o inchaço, e quando se sente stressado funciona como um sedativo natural e pode ajudar a reduzir a ansiedade.

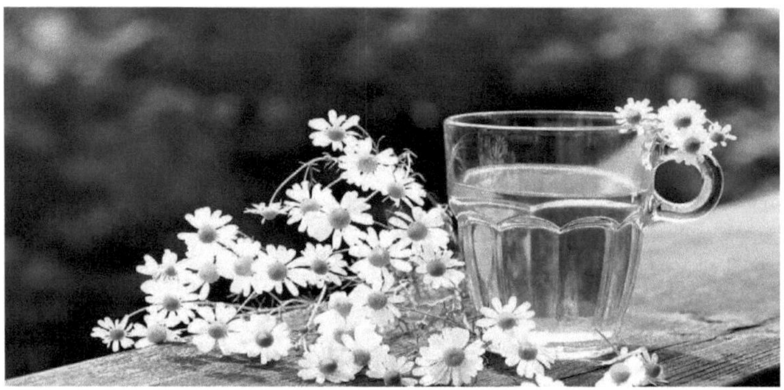

Figura (36): Chá de camomila

Interação da camomila com medicamentos:

A camomila pode aumentar o efeito dos anticoagulantes na redução da coagulação sanguínea, o que aumenta o risco de hemorragia porque contém compostos que podem afetar a coagulação sanguínea. Além disso, ao tomar camomila com antidepressivos, estes medicamentos actuam para aumentar os níveis de serotonina no cérebro, e a camomila também actua para aumentar os níveis de serotonina no cérebro, causando assim um aumento indesejado e podendo levar a um risco acrescido de efeitos secundários. Além disso, quando se toma camomila com medicamentos para a diabetes, esta pode afetar os níveis de açúcar no sangue.

Referências:

[1] PEARCE, J. M. S. Neuralgia do trigémeo (doença de Fothergill) nos séculos XVII e XVIII. Journal of Neurology, Neurosurgery & Psychiatry, 2003, 74.12: 1688-1688.

[2] CRUCCU, Giorgio. Neuralgia do trigémeo. CONTINUUM: Aprendizagem ao longo da vida em Neurologia, 2017, 23.2: 396-420.

[3] ANDRÉ, N. Traité sur les maladies de l'urèthre. Paris: Delaguette, 1756, 323- 343.

[4] ELLER, Jorge L.; RASLAN, Ahmed M.; BURCHIEL, Kim J. Neuralgia do trigémeo: definição e classificação. Neurosurgical focus, 2005, 18.5: 1-3.

[5] LOVE, Seth; COAKHAM, Hugh B. Trigeminal neuralgia: pathology and pathogenesis. Brain, 2001, 124.12: 2347-2360.

[6] OBERMANN, Mark. Opções de tratamento na nevralgia do trigémeo. Avanços terapêuticos em doenças neurológicas, 2010, 3.2: 107-115.

[7] ZAKRZEWSKA, Joanna M. Diagnóstico e diagnóstico diferencial da nevralgia do trigémeo. The Clinical journal of pain, 2002, 18.1: 14-21.

[8] BORGES, Alexandra; CASSELMAN, Jan. Imagiologia do nervo trigémeo. Revista Europeia de Radiologia, 2010, 74.2: 323-340.

[9] DE TOLEDO, Isabela Porto, et al. Prevalência da neuralgia do trigêmeo: Uma revisão sistemática. The Journal of the American Dental Association, 2016, 147.7: 570-576. e2.

[10] SRIVASTAVA, Janmejai K.; SHANKAR, Eswar; GUPTA, Sanjay. Camomila: Um medicamento à base de plantas do passado com um futuro brilhante. Molecular medicine reports, 2010, 3.6: 895-901.

[11] SHARAFZADEH, Shahram; ALIZADEH, Omid. Camomila alemã e

romana. Jornal de ciências farmacêuticas aplicadas, 2011, Edição: 01-05.

[12] KOLANOS, Renata; STICE, Szabina A. Camomila alemã. In: Nutracêuticos. Academic Press, 2021. p. 757-772.

[13] SRIVASTAVA, Janmejai K.; PANDEY, Mitali; GUPTA, Sanjay. Camomila, um novo e seletivo inibidor da COX-2 com atividade anti-inflamatória. Ciências da vida, 2009, 85.19-20: 663-669.

[14] GUIMARÃES, Rafaela, et al. Nutrientes, fitoquímicos e bioatividade da camomila romana selvagem: Uma comparação entre a erva e suas preparações. Food Chemistry, 2013, 136.2: 718-725.

[15] SRIVASTAVA, Janmejai K.; GUPTA, Sanjay. Benefícios da camomila na promoção da saúde da população idosa. In: Complementary and Alternative Therapies and the Aging Population (Terapias Complementares e Alternativas e o Envelhecimento da População). Academic Press , 2009. p. 135-158.

[16] Safa Lutfi, Kirban - Princesa da Babilónia . Amazon, 2020

[17] PANCHE, Archana N.; DIWAN, Arvind D.; CHANDRA, Sadanandavalli R. Flavonóides: uma visão geral. Jornal de ciência nutricional, 2016, 5: e47.

[18] ZANOLI, Paola; AVALLONE, Rossella; BARALDI, Mario. Caracterização comportamental dos flavonóides apigenina e crisina. Fitoterapia, 2000, 71:
S117-S123

[19] FUNAKOSHI-TAGO, Megumi, et al. Atividade anti-inflamatória de flavonóides estruturalmente relacionados, Apigenina, Luteolina e Fisetina. International immunopharmacology, 2011, 11.9: 1150-1159.

[20] MADUNIĆ, Josip, et al. Apigenina: Um flavonoide dietético com diversas propriedades anticancerígenas. Cartas de câncer, 2018, 413: 11-22.

[21] ZHANG, Xiaoxuan, et al. A apigenina flavonoide inibe a resposta inflamatória induzida por lipopolissacarídeos através de múltiplos mecanismos em macrófagos. PloS one, 2014, 9.9: e107072.

[22] LEPLEY, Denise M., et al. O flavonoide quimiopreventivo apigenina induz a paragem G2/M nos queratinócitos. Carcinogenesis, 1996, 17.11: 2367-2375.

[23] KIM, Muwoong, et al. O flavonoide vegetal natural apigenina é um forte antioxidante que atrasa eficazmente os processos neurodegenerativos periféricos. Ciência Anatómica Internacional, 2019, 94.4: 285-294.

[24] GAZOLA, Andressa C., et al. Envolvimento da via GABAérgica na atividade sedativa da apigenina, o principal flavonoide do pericarpo de Passiflora quadrangularis. Revista Brasileira de Farmacognosia, 2015, 25.2: 158-163.

[25] LI, Yao, et al. Quercetina, inflamação e imunidade. Nutrientes, 2016, 8.3: 167.

[26] BENTZ, Alexandra B. A Review of quercetin: chemistry, antioxident properties, and bioavailability (Uma revisão da quercetina: química, propriedades antioxidantes e biodisponibilidade). Jornal de jovens investigadores, 2017.

[27] LIN, Yong, et al. Luteolina, um flavonoide com potencial para a prevenção e terapia do cancro. Current cancer drug targets, 2008, 8.7: 634-646.

[28] SINGH TULI, Hardeep, et al. Luteolina, um potente composto anticancerígeno: da química às interações celulares e perspectivas sinergéticas. Cancros, 2022, 14.21: 5373.

[29] PEREIRA, Thiago M., et al. Compostos cumarínicos na química medicinal: alguns exemplos importantes dos últimos anos. Tópicos atuais em

química medicinal, 2018, 18.2: 124-148.

[30]AL-MAJEDY, Yasameen, et al. Atividade antioxidante das cumarinas. Revisões Sistemáticas em Farmácia, 2017, 8.1: 24.

[31]KUMAR, Naresh; PRUTHI, Vikas. Potenciais aplicações do ácido ferúlico a partir de fontes naturais. Biotechnology Reports, 2014, 4: 86-93.

[32] GRAF, Ernst. Potencial antioxidante do ácido ferúlico. Free radical biology and medicine, 1992, 13.4: 435-448.

[33] OU, Shiyi; KWOK, Kin-Chor. Ácido ferúlico: funções farmacêuticas, preparação e aplicações em alimentos. Journal of the Science of Food and Agriculture, 2004, 84.11: 1261-1269.

[34] ESPÍNDOLA, Kaio Murilo Monteiro, et al. Aspectos químicos e farmacológicos do ácido cafeico e sua atividade no hepatocarcinoma. Fronteiras em oncologia, 2019, 9: 541.

[35] UPADHYAY, Rohit; MOHAN RAO, L. Jagan. Uma perspetiva sobre os ácidos clorogénicos - ocorrência, química, tecnologia e actividades biológicas. Revisões críticas em ciência e nutrição de alimentos, 2013, 53.9: 968-984.

[36]LI, Lin, et al. Chlorogenic acids in cardiovascular disease: Uma revisão do consumo dietético, farmacologia e farmacocinética. Jornal de química agrícola e alimentar, 2020, 68.24: 6464-6484.

[37] GOCEN, Tuğba; BAYARI, Sevgi Haman; GUVEN, Mehmet Haluk. Efeitos das estruturas químicas dos ácidos gordos ómega 6 nos parâmetros moleculares e descritores químicos quânticos. Journal of Molecular Structure, 2018, 1174: 142- 150.

[38] BAZINET, Richard P.; CHU, Michael WA. Ácidos gordos polinsaturados ómega 6: é adequada uma ampla alegação de saúde de redução do colesterol? CMAJ, 2014,

186.6: 434-439.

[39] BALIĆ, Anamaria, et al. Ácidos graxos poliinsaturados ômega-3 versus ômega-6 na prevenção e tratamento de doenças inflamatórias da pele. Revista internacional de ciências moleculares, 2020, 21.3: 741.

[40] FARAG, Mohamed A.; GAD, Mohamed Z. Omega-9 fatty acids: Potential roles in inflammation and cancer management. Jornal de Engenharia Genética e Biotecnologia, 2022, 20.1: 48.

[41] HAGERMAN, Ann E., et al. Tannin chemistry in relation to digestion. Rangeland Ecology & Management/Journal of Range Management Archives, 1992, 45.1: 57-62.

[42] SCALBERT, Augustin. Propriedades antimicrobianas dos taninos. Phytochemistry, 1991, 30.12: 3875-3883.

[43]HO, K. Y., et al. Antioxidant Activity of Tannin Components from Vaccinium vitis-idaea L. Journal of pharmacy and pharmacology, 1999, 51.9: 1075-1078.

[44]KIM, Jihye, et al. Relação estrutura-atividade dos derivados do ácido salicílico na inibição da atividade do NFκB dependente do TNF-α: Implicação no efeito anti-inflamatório da N- (5-clorosaliciloil) fenetilamina contra a colite experimental. Revista Europeia de Química Medicinal, 2012, 48: 36-44.

[45]GUO, Zhi-Hua, et al. Conceção, síntese e acoplamento molecular de derivados do ácido salicílico contendo metronidazol como uma nova classe de agentes antimicrobianos.

Bioorganic & Medicinal Chemistry, 2015, 23.18: 6148-6156.

[46]AYAZ, Furkan, et al. Actividades anticancerígenas e anti-inflamatórias de derivados de azuleno bromo- e ciano-substituídos. Inflamação, 2020, 43: 1009-1018.

[47] ABEBE, Worku. Medicamentos à base de plantas: potencial para interações adversas com fármacos analgésicos. Jornal de farmácia clínica e terapêutica, 2002, 27.6: 391-401.

CV e Académico:

Investigador: Namariq Loaie Abdul Abbas Hussein

Membro: Membro do comité do sítio Web do Fórum Internacional de Criatividade e Inovação do Iraque.

Designação: Investigador e inventor Sujeitos Nascido em 2004
Estudante da Faculdade de Medicina / Universidade da Babilónia Endereço Iraque _ Babilónia Correio eletrónico: Y7.queen.2018@gmail.com

Filiação

• Membro do comité do sítio Web do Fórum da Criatividade e Inovação

• Representante do Fórum Internacional Iraquiano de Criatividade e Inovação na Faculdade de Medicina. Universidade de Babilónia

Patentes

• Titular de uma patente intitulada (Conceção e fabrico de um fato médico inteligente, protetor e estéril)

Emitido pelo Organismo Central de Normalização e Controlo de Qualidade n.º 7244 Data de concessão da patente 31/3/2022

Resumo da patente:

O fato médico é concebido a partir de um material de tecido resistente à água e baseia-se na ideia de uma conceção abrangente e proporciona a oportunidade de cobertura total da pessoa, numa tentativa de fornecer este tipo de fato aos trabalhadores do sector da saúde, uma vez que proporciona a oportunidade de proteger os trabalhadores do sector médico de infecções com vírus perigosos, uma vez que a maior parte dos fatos usados pelo pessoal médico estão expostos nas zonas do rosto, das mãos e dos pés, o que proporciona uma oportunidade de infeção com vírus, enquanto o fato concebido é um fato integrado que contém uma cobertura plástica protetora que cobre toda a zona da cabeça e está equipado com luvas de proteção ligadas ao fato e não separadas deste, como é o caso da zona dos pés, que está completamente coberta.

O fato é concebido a partir de um material considerado impermeável, pelo que pode ser esterilizado periodicamente e está equipado com um esterilizador que foi preparado com ele. Além disso, o fato é caracterizado pela sua facilidade de utilização, para além da sua forte eficácia em áreas perigosas em termos da presença de vírus. Além disso, o fato é um fato inteligente porque está equipado com sensores e dispositivos Bluetooth que se ligam a um computador no interior do edifício médico e são monitorizados por um dos profissionais de saúde.

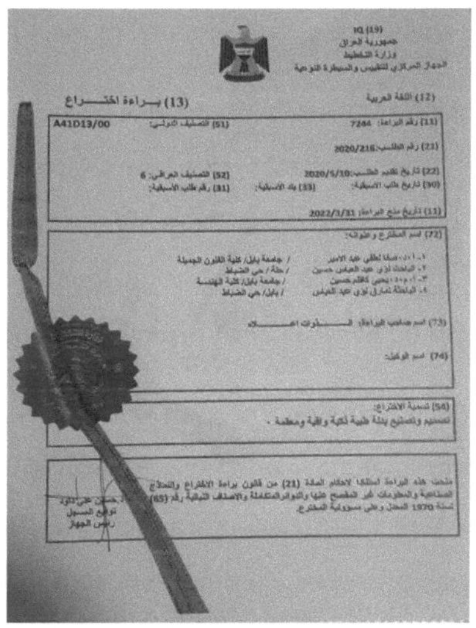

IQ (19)
جمهورية العراق
وزارة التخطيط
الجهاز المركزي للتقييس والسيطرة النوعية

(12) اللغة العربية
(13) براءة اختراع

(11) رقم البراءة: 7244
(51) التصنيف الدولي: A41D13/00
(21) رقم الطلب: 2020/216
(22) تاريخ تقديم الطلب: 2020/5/10
(52) التصنيف العراقي: 6
(30) تاريخ طلب الأسبقية:
(33) بلد الأسبقية:
(31) رقم طلب الأسبقية:
(11) تاريخ منح البراءة: 2022/3/31

(72) اسم المخترع وعنوانه:

(73) اسم صاحب البراءة: المذكورات اعلاه

(74) اسم الوكيل:

(54) تسمية الاختراع:
تصميم وتصنيع بدلة طبية ذكية واقية ومعقمة .

منحت هذه البراءة استنادا لاحكام المادة (21) من قانون براءة الاختراع والنماذج الصناعية والمعلومات غير المفصح عنها والدوائر المتكاملة والاصناف النباتية رقم (65) لسنة 1970 المعدل وعلى مسؤولية المخترع.

توقيع المسؤول
رئيس الجهاز

Patenteada (Preparação de uma pomada para eliminar o furúnculo de Bagdade "Leishmaniose" e os seus efeitos a partir de materiais naturais)

Emitido pelo Organismo Central de Normalização e Controlo de Qualidade N.º
Data de concessão da patente 22/09/2022

Resumo da patente:

Resumo

(Preparação de uma pomada para eliminar o "furúnculo de Bagdade" e os seus efeitos a partir de materiais naturais)

A pomada fornece novos ingredientes que funcionam para eliminar um problema de pele, que é um dos problemas de pele generalizados, conhecido no Iraque como "furúnculo de Bagdade", que muitos países sofrem com a sua propagação, especialmente o Iraque, uma vez que a Organização Mundial de Saúde (OMS) o considera um importante problema de saúde pública na região do Médio Oriente, uma vez que a maioria dos casos de infeção com este vírus a nível mundial se situa na região do Médio Oriente e o Iraque é um dos países com mais infecções nesta região, tendo-se assistido nos últimos anos a um aumento significativo dos casos de infeção no Iraque.

Existem também cerca de 12 milhões de infecções no mundo e cerca de 1 milhão e meio de novas infecções por ano. Cerca de 90% destes casos registam-se em apenas 8 países do mundo: Afeganistão, Irão, Iraque, Arábia Saudita, Síria, Brasil e Peru, pelo que este produto é de grande necessidade para um grande número de pessoas que sofrem desta doença.

O produto é preparado a partir de materiais naturais. Trata-se de uma pomada natural que não contém qualquer substância tóxica (uma vez que é natural) e é preparada sem obstáculos industriais, para além da sua grande eficácia, uma vez que as experiências provaram que elimina completamente o problema de pele após a aplicação da pomada, em comparação com outros métodos utilizados. A invenção trata da produção desta pomada, o que a torna disponível e acessível a todos os que dela necessitam, a um preço muito baixo. Em vez do tratamento habitual.

O fabrico desta pomada proporciona uma solução natural, e os testes laboratoriais provaram que a pomada preparada elimina o parasita Leishmania, impedindo-o de se multiplicar. Além disso, trata as úlceras causadas pelo parasita e, em seguida, restaura a zona afetada, devolvendo-a ao seu estado normal.

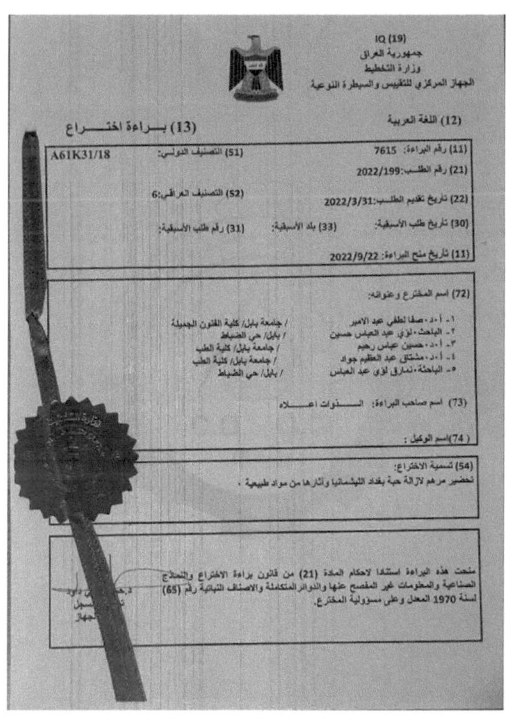

IQ (19)
جمهورية العراق
وزارة التخطيط
الجهاز المركزي للتقييس والسيطرة النوعية

(12) اللغة العربية

(13) بـــراءة اختـــراع

(11) رقم البراءة: 7615 (51) التصنيف الدولـي: A61K31/18
(21) رقم الطلـــب:2022/199
(22) تاريخ تقديم الطلـــب:2022/3/31 (52) التصنيف العراقي:6
(30) تاريخ طلب الأسبقية: (33) بلد الأسبقية: (31) رقم طلب الأسبقية:
(11) تاريخ منح البراءة: 2022/9/22

(72) اسم المخترع وعنوانه:
١- أ.د.صفا لطفي عبد الامير / جامعة بابل/ كلية الفنون الجميلة
٢- الباحث.لؤي عبد العباس حسين / بابل/ حي الضباط
٣- أ.د.حسين عباس رحيم / جامعة بابل/ كلية الطب
٤- أ.د.مشتاق عبد العظيم جواد / جامعة بابل/ كلية الطب
٥- الباحثة.تمارق لؤي عبد العباس / بابل/ حي الضباط

(73) اسم صاحب البراءة: المـــذوات اعـــلاه

(74) اسم الوكيل :

(54) تسمية الاختراع:
تحضير مرهم لازالة حبة بغداد الليشمانيا وآثارها من مواد طبيعية .

منحت هذه البراءة استنادا لاحكام المادة (21) من قانون براءة الاختراع والنماذج الصناعية والمعلومات غير المفصح عنها والدوائر المتكاملة والاصناف النباتية رقم (65) لسنة 1970 المعدل وعلى مسؤولية المخترع.

Investigação publicada:

• Investigação intitulada "Trigeminal nerve related diseases -Fothergill's diseasel publicada no Journal of Kut University College for Pure Sciences / Research and Studies Center, Publication Acceptance No. (M.K.K.M / 2024 / 12674 on 4/29/2024)

Prémios:

• Recebeu a Medalha Internacional da Criatividade em 2021 por participar nas actividades da Quarta Conferência Científica Internacional sobre Criatividade e Inovação

• Recebeu o Escudo de Criatividade e Excelência da Faculdade de Medicina / Universidade da Babilónia por participar nas actividades do Festival do Dia Internacional da Mulher em 2022

• Recebeu a Medalha Internacional da Criatividade pela obtenção de uma patente intitulada (Conceção e fabrico de um fato médico inteligente, protetor e estéril) -- Fórum Internacional de Criatividade e Inovação do Iraque

• recebeu a Medalha Internacional da Criatividade pela obtenção de uma patente intitulada (Preparação de uma pomada para eliminar o furúnculo de Bagdade "Leishmaniose" e os seus efeitos a partir de materiais naturais) // Fórum Internacional Iraquiano da Criatividade e Inovação

• Recebeu a Medalha de Prata da Autoridade de Investigação e Desenvolvimento do Ministério da Indústria pela minha participação numa patente (Conceção e fabrico de um fato médico inteligente, protetor e estéril)

• recebeu a Medalha Internacional da Criatividade em 2023 por participar nas actividades da Quinta Conferência Científica Internacional sobre Criatividade e Inovação

Cartas de agradecimento e apreciação:

• receberam cartas de agradecimento de organismos oficiais.

• Recebeu uma carta de agradecimento e apreciação do Reitor da Faculdade de Medicina/Universidade da Babilónia pela obtenção de uma patente intitulada (Conceção e fabrico de um fato médico inteligente, protetor e estéril) 2022 n.º 3492 em 19/04/2022

• Recebeu uma carta de agradecimento e apreciação do Reitor da Faculdade de Medicina / Universidade da Babilónia pela obtenção de uma patente intitulada (Preparação de uma pomada para remover o furúnculo de Bagdade "Leishmaniose" e os seus efeitos a partir de materiais naturais) 2022 n.º 7001 em 10/9/2022

• Recebeu uma carta de agradecimento e apreço do respeitado Presidente da Universidade de Wasit n.º 11456 em 28/11/2022

• Recebeu uma carta de agradecimento e apreço do Reitor da Faculdade de Enfermagem / Universidade da Babilónia pela obtenção de duas patentes intituladas (Conceção e fabrico de um fato médico inteligente, protetor e estéril) e uma patente intitulada (Preparação de uma pomada para remover o furúnculo de Bagdade "Leishmaniose" e os seus efeitos a partir de materiais naturais) n.º 4540 em 12/7/2022

• Recebeu uma carta de agradecimento e apreciação do Reitor da Faculdade de Medicina/Universidade de Babylon pela obtenção de patentes durante 2022-2023 n.º S/957 em 12/3/2023

• Recebeu uma carta de agradecimento e apreço de Sua Excelência o Ministro do Ensino Superior e da Investigação Científica pela participação nas actividades da Quinta Conferência Científica sobre Criatividade e Inovação n.º (M e 2/427 em 26/02/2024)

• Recebeu uma carta de agradecimento e apreciação do Reitor da Faculdade de Medicina / Universidade da Babilónia pela publicação de um trabalho de investigação no Journal of Kut University College for Pure Sciences / Research and Studies Center .Número e data do livro (S/526 em 5/9/2024)

Conferências:

• Participação nas actividades da Quarta Conferência Científica Internacional sobre Criatividade e Inovação em 2021

Iraque. Bagdade.

• Participação nas actividades do Festival do Dia Internacional da Mulher em 2022 Iraque. Babilónia. Faculdade de MedicinaUniversidade da Babilónia

• Obteve um certificado de participação da Autoridade de Investigação e Desenvolvimento do Ministério da Indústria e dos Minerais para participar nas actividades da Quinta Exposição de Patentes realizada na sede da Autoridade em 11/9/2022 pela minha participação na patente intitulada (Conceção e fabrico de um fato médico inteligente, protetor e estéril)

• Participação nas actividades do aniversário da fundação da Universidade Al-Ameed 24/11/2022

• Participação nas actividades da Quinta Conferência Científica Internacional para a Criatividade e a Inovação em 2023

Iraque. Bagdade.

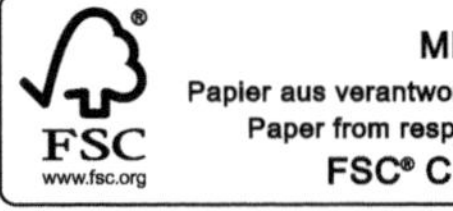

Printed by Books on Demand GmbH, Norderstedt / Germany